AF370166

LE PROTECTEUR

DES

ANIMAUX DOMESTIQUES

NOUVEAU TRAITÉ

SUR LES MALADIES LES PLUS FRÉQUENTES ET LES PLUS

DANGEREUSES DU BŒUF, DE LA VACHE,

DU CHEVAL, ETC.,

avec la manière de traiter et guérir ces
différentes maladies.

Par J. THÉODORE.

———— ∘∘∘ ————

TOULOUSE

TYPOGRAPHIE DELSOL ET FRANC, RUE CROIX-BARAGNON.

—

1862

INTRODUCTION.

Après une longue expérience, mûrie par la pratique, sur les différentes maladies qui frappent les bestiaux dans les villes et les campagnes, nous avons considéré notre ouvrage comme étant indispensable aux propriétaires et aux fermiers. Avant de publier ce traité, nous avons voulu le mettre à la portée de toutes les intelligences, en le simplifiant autant que possible, tout en lui conservant la puissance nécessaire pour combattre et arrêter les maladies violentes et contagieuses qui quelquefois, dans un instant, font des ravages énormes, en détruisant les animaux qui en sont attaqués.

Notre ouvrage offre un avantage des plus grands, puisqu'il fournit à tous les connaissances nécessaires pour comprendre les symptômes des maladies en général, pour les prévenir par des préservatifs, et pour les guérir avec des remèdes infaillibles.

Souvent les maladies proviennent du manque de connaissances des personnes chargées de soigner les animaux, ou bien encore faute de savoir administrer les remèdes en temps opportun, surtout quand on n'est pas à portée de pouvoir appeler un vétérinaire.

Avec notre traité, on pourra toujours, et dans tous les cas, porter remède au mal en soulageant et guérissant les animaux.

LE PROTECTEUR
DES ANIMAUX DOMESTIQUES.

MALADIES DES BOEUFS OU VACHES.

SAIGNÉES.

On ne doit saigner ces animaux que de trois manières : à la veine du cou ou jugulaire, avec des flammes semblables à celles dont on se sert pour saigner les chevaux ; à la veine de l'œil, et aux huit petits galets ou casignons. Les autres moyens de saigner ne produisent jamais un résultat satisfaisant.

Il faut s'abstenir de saigner dans l'indigestion d'eau ou de manger, dans les bouchures, dans les flux noirs ou sanguins.

ABCÈS.

C'est dans la tête que se forme l'abcès ; on peut le connaître facilement quand l'animal porte la tête basse, que ses paupières s'enflent, que ses

POMMES OU POIRES DANS LE GOSIER.

Les bêtes prises de ce mal enflent, bavent, s'étouffent, parce qu'elles ont peine à respirer. On peut, avec la main, sentir ladite grosseur, qui est de forme ronde ou ovale, à travers du gosier. Le meilleur remède est de pousser avec la main très fort pour faire entrer la pomme ou poire dans le corps. En cas de non réussite par ce moyen, il faudrait la pousser avec un morceau de fer rond et assez long, tel que la queue d'une pelle à feu, en poussant le plus droit possible. Par ce moyen, il n'en périt aucune.

DE LA BOUCHURE DU DEVANT.

Les signes d'icelle sont quand l'animal, ne pouvant respirer, tombe comme mort, bave et enfle, comme il est dit ci-dessus des bouchures de pomme ou poire. Cela arrive plus souvent à une bête qui mange goulument, sans mâcher suffisamment son manger, qui reste en pelotte dans le gosier. Quelquefois, à force de se débattre, la pelotte passe. On peut aussi aider avec la main, la coulant le long du gosier, depuis la gorge jusqu'à la poitrine; mais souvent elle se refuse, ou reste dans la poitrine.

Remède.

On fait un breuvage composé de vingt-cinq blancs d'œufs, dans lesquels on bat un verre d'huile d'olive; on y ajoute deux onces de gros plomb de chasse. On fait prendre le breuvage à l'animal en lui tenant la tête haute pour lui faire bien avaler; après quoi, on le promène.

FARCIN ET GALE.

Dans l'un de ces deux cas, il faut faire une saignée la veille de frictionner. Si c'est le farcin, il faut donner un breuvage chaque jour, composé d'un demi-litre d'eau dans laquelle on fait bouillir pendant dix minutes deux onces de racine de dogue ou de patience; et ce, pendant six jours.

Graisse pour le farcin et la gale.

On prend pour un franc de vif-argent, mêlé dans une livre de graisse de porc; on remue le tout dans un mortier jusqu'à ce qu'il soit transparent; après quoi, on y ajoute une demi-once de vert-de-gris, deux onces de mine de plomb et deux onces de blanc de céruse, le tout en poudre; les mêler bien ensemble, et faire la friction partout où sera le mal avec un petit linge; graisser légèrement au soleil ou en chauffant un peu, et éviter que l'animal n'aille pas à la pluie pendant trois jours.

ÉREIGNE.

C'est une espèce de dartre chancreuse au cuir et souvent sur les reins, qui s'élargit et suppure un peu.

Reméde.

Lavez la plaie à l'eau-de-vie camphrée pendant six jours; après quoi, vous mêlez cinq onces de tarc avec une once de suie grasse passée au tamis, une once de mine de plomb, une demi-once de vert-de-gris et une demi-once de blanc de céruse; le tout en poudre. Étant bien mêlé, vous en mettrez en deux fois sur le mal sans enveloppe.

CIRCULATION DU SANG RALENTIE. REFROIDISSEMENT.

Dans ce cas, il est nécessaire de faire suer l'animal dans les orties. Pour cela, on fait une entrée dans un fumier, en choisissant l'endroit le plus sec, de façon qu'on puisse y faire entrer l'animal jusqu'à la hauteur du dos. Après, on l'entoure d'orties, et on le couvre de fumier, en ne lui laissant que la tête à l'air. Quand il aura sué deux heures, vous l'en retirerez. Ce moyen a sauvé de la mort une quantité prodigieuse de bœufs, vaches, chevaux et mulets.

INDIGESTION DE MANGER.

Très souvent l'animal mange trop de grain; il reste dans la pame ou barque, ce qui s'appelle aussi être embarqué; alors l'animal, ne digérant que difficilement, mange peu; il a cependant toujours le corps plein. Il faut bien s'abstenir de saiguer, dans ce cas; en détruisant la chaleur, on rendrait le mal incurable.

Reméde.

Mettez une muscade dans un pot d'eau; dix centimes de cannelle, une demi-livre de savon noir, un verre d'huile d'olive. L'on répètera ce breuvage au bout de vingt-quatre heures, si l'animal n'est pas mieux. Il faut une diète absolue.

MAL DE VENTRE, COLIQUE.

Les signes sont : quand l'animal se tord çà et là, piétonne, se couche; et quand en se relevant il tremble, c'est que le mal est occasionné par un froid.

Reméde.

Un demi-litre d'huile de rabette chauffée sur le feu dans une poêle; étant tiède, vous ferez prendre toute la dose à l'animal, que vous tiendrez chaudement pendant quatre heures seulement.

MALADIES DES CHEVAUX.

GOURME.

Quand un poulain enfle beaucoup sous la gorge pour jeter sa gourme, il n'existe pas de meilleur remède que le savon mou chaud. Graisser une fois chaque jour et tenir l'enfle couverte d'un morceau de peau de mouton, la laine en dedans; il guérira plus promptement qu'avec l'huile, laurier et populeum. Si c'est une gourme qui fait apostume en plusieurs endroits du corps, il faut graisser avec de l'onguent de basilicum chaud, ainsi que les enfles apparaissantes qui ne sont point douloureuses.

DE LA MORVE.

Cette maladie est un vice purement local qui attaque la membrane pituitaire; la partie qui revêt les cornets du nez vient enflammée, tuméfiée, ulcérée et comme chancreuse; les glandes sublingales viennent dures et engorgées. Il faut, autant que possible, prendre le mal au début.

Remède.

Faites bouillir dans un demi-litre vin blanc, une jointée de feuilles ou fleurs de russilage ou pas d'âne, coulez et faites-le boire au cheval pendant deux jours de suite; le troisième jour vous donnerez le breuvage suivant : un quart de beurre frais, fondu à la poêle jusqu'à ce qu'il noircisse ; sitôt retiré du feu, y ajouter : un demi-verre d'eau-de-vie et autant de bon vinaigre de vin, une bonne pincée de poivre blanc ; ce breuvage sera donné par les naseaux, à jeun. Une heure après, on donnera à manger au cheval par terre, afin de donner occasion à la morve de s'épancher ; le lendemain et jours suivants, on fera manger au cheval des feuilles de Rhue, vertes ou sèches mêlées dans son avoine ; l'on aura soin de le changer d'écurie ou de bien laver la mangeoire et le ratelier avec de l'eau et chaux vive. J'en ai vu guérir beaucoup par ce moyen de traitement.

DES CREVASSES, MULES TRAVERSIÈRES OU JAMBES GORGÉES.

Le remède ci-dessous guérit ces trois sortes de maux.

Reméde.

Il faut faire de la bouillie avec de la farine de froment, de l'eau, de la graisse de porc et des blancs de poireau pilés, que l'on applique avec des étoupes sur le mal ; répétez ceci trois jours de suite, tenant le mal enveloppé, après lesquels la dureté sera ramollie et l'enfle dissipée. Il suffira après, laissant le mal sans l'envelopper, de le graisser une fois avec la pommade composée comme il est dit ci-dessous; savoir :

Un quart de vert-de-gris;
Un quart mine de plomb;
Un quart blanc de céruse;
Une once de litharge d'or;
Un grain de sublimé corrosif.

Le tout réduit en poudre que vous faites bouillir dans une livre de miel en remuant pendant un quart d'heure; vous graissez la partie malade avec cette composition chaude. Il faut s'abstenir de mettre les pieds du cheval à l'eau pendant trois ou quatre jours.

Ce même remède s'emploie très avantageusement pour guérir les eaux aux pieds.

INDIGESTION D'EAU ET TRANCHÉES.

Jamais la guérison n'a manqué en donnant au cheval un des deux remèdes ci-dessous :

Un grand verre huile de rabette tiéde; ou, si le mal était trop violent, un demi-litre d'urine d'homme avec une cuillerée d'essence térébenthine; ce qui fera un peu tousser le cheval, mais sans lui nuire.

GALE OU FARCIN.

Il faut se servir de la même pommade qui est indiquée ci-devant pour les bœufs et vaches; mais il faut saigner le cheval, la veille de faire la friction et le bien étriller.

COMPOSITION

pouvant éviter de mettre le feu pour les vieux maux

dans toute la capacité de la jambe, jusqu'au sabot.

Deux onces de térébenthine fine de Venise ;
Une once d'huile de mille pertuis, dit *ypericum* ;
Une once d'huile de pétrole ;
Une demi-once d'orchanette en poudre ;
Deux onces ciré jaune.

Le tout fondu ensemble sans le faire bouillir ; s'en servir chaud pour frictionner avec une forte brosse deux fois par jour.

Dès que l'on reconnaît qu'un cheval boite, il faut le laisser en repos et employer ce remède jusqu'à guérison complète.

MALADIES DES MOUTONS.

BOUCHURE.

Un mouton bouché est triste et ne mange point, il tient toujours le cou et la tête immobiles.

Remède.

Il faut faire bouillir du son de froment en faisant fondre dedans, gros comme une noix de savon coupé menu ; lui en faire avaler la valeur de deux grands verres, et répéter ce remède au bout de vingt-quatre heures, s'il est nécessaire.

GALE.

Il faut avoir soin de bien séparer la laine pour graisser avec la composition suivante :

Une livre de graisse de porc;
Cinq gros de vif-argent;
Une demi-livre de poudre fine d'ardoise.

La guérison réussit toujours par ce moyen.

TROP DE SANG.

Quand le mouton est pris de trop de sang, il tègue, se couche, et quelquefois se vautre par terre et meurt à l'instant; il faut le saigner promptement des deux veines de dessus les yeux, après quoi lui donner une demi-once de foie d'antimoine dans un verre de vin blanc ou cidre.

EAU CROUPISSANTE DANS LE CORPS.

Cette eau provient souvent des rotoires de fumier; il faut abattre le mouton sur le dos et lui faire flotter le ventre avec la main; alors on entendra clapoter l'eau.

Remède.

Il faut mettre deux onces de levain et une demi-once de thériaque dans un grand verre de vin blanc ou cidre, le tout bien délayé; vous faites boire et vous répétez au bout de vingt-quatre heures s'il est nécessaire.

GOBBES.

Ce qui porte ce nom est une petite pelote plate, large d'un pouce par le milieu et pointue des deux bouts, qui est indigeste et quelquefois empoisonnée; elle reste ordinairement dans la mulette ou en bouche l'entrée ou la sortie, ce qui empêche de passer les immondices et fait périr le mouton. Les symptômes que donne le mouton engobbé sont, qu'il cesse de manger, regarde en haut et fait le haut dos.

Reméde.

Six blancs d'œufs, quatre grandes cuillerées huile d'olive, un dé de poudre de chasse, le tout bien battu ensemble et le faire avaler; répéter vingt-quatre heures après s'il y a lieu.

MALADIES DES PORCS.

DE LA BOSSE.

La bosse est une enfle inflammatoire des glandes du gosier, qui par conséquent vient sous la gorge, ce qui se communique.

Reméde.

Il est nécessaire de fendre l'enfle par aiguillettes de deux centimètres; faire les ouvertures avec un rasoir plus profondes dans les côtés;

après on remplira les ouvertures de sel menu et vieux oing ; on aura soin de tenir la plaie pendant trois jours enveloppée et panser une fois par jour, jusqu'à guérison.

DE LA GOURME.

La gourme du porc n'est autre chose que des apostumes qui viennent aux cuisses ou aux jambes étant jeunes ; il faut les ouvrir avec le bistouri lorsqu'elles sont mûres, pour en faire sortir le pus et mettre dedans du sel fin et graisse de porc.

LADRE.

Pour guérir cette maladie, il faut faire manger à l'animal une once de foie d'antimoine dans du son ou de la farine d'orge, et cela répété tous les jours pendant un mois.

TRANCHÉE OU VENTRE GONFLÉ.

Il faut faire prendre au porc atteint de ce mal, une demi-livre beurre frais, dans lequel on aura ajouté un dé de poudre de chasse et deux têtes d'ail ; pilez le tout ensemble et répétez la dose vingt-quatre heures après s'il est nécessaire.

Toulouse. — Typographie DELSOL ET FRANC, rue Croix-Baragnon, 13.

yeux sont bordés de rouge et larmoyants, et qu'il sort une forte chaleur par les naseaux.

Remède.

Il faut saigner dans les vingt-quatre heures des huit petits galets. Si le mal ne diminue pas, faire deux saignées au cou dans les douze heures; faire boire des breuvages rafraîchissants, de l'eau de son avec une demi-livre de miel et deux onces des quatre semences froides pilées; et cela deux ou trois fois par jour.

HÉMORRAGIE DU NEZ.

Pour l'arrêter, il faut pratiquer une bonne saignée à la veine du cou, et mettre l'animal à l'eau jusqu'au ventre, un quart d'heure en hiver et une heure en été.

MALADIE DES YEUX.

Pour les coups ou meurtrissures de l'œil, il ne faut qu'une compresse imbibée souvent de bon vieux vin rouge chaud.

Quant aux autres maladies des yeux, telles que fluxions et autres humeurs et taies, qui se forment dessus ou dans la prunelle, c'est de saigner à la veine du cou jusqu'à deux fois dans vingt-quatre heures; puis il faut souffler tous les jours dans l'œil ou les yeux de la poudre de tuile ou de cloportes.

MALADIE DE LA LANGUE.

La langue peut se corroder ou cicatriser par un ulcère chancreux, qui se forme dessus ou dessous vers la racine, et qui par la suite la fait tomber. Au début du mal, on s'en aperçoit par une touffe de poils jaunâtres, un bouton ou une vessie. Quelquefois voit-on le chancre même.

Reméde.

Il faut râcler la partie malade, jusqu'à ce qu'elle saigne, avec des ciseaux; après quoi, faire un gargarisme avec du fort vinaigre, une petite poignée de sel mêlé de poivre, de la rhue, du blanc de poireau, et 20 centimes de camphre; le tout dissous dans un mortier, avec quoi vous étuverez la langue jusqu'à guérison.

DU GOITRON.

C'est une enflure qui vient sous la gorge, provenant d'une inflammation des amygdales ou glandes du gosier, occasionnée par un sang épais.

Reméde.

Pratiquer une forte saignée à la jugulaire, et graisser l'enfle deux fois le jour avec trois onces de savon d'alicante coupé menu, un quart de graisse de porc, un quart de litre eau-de-vie; faire bouillir le tout ensemble et s'en servir chaud.

www.ingramcontent.com/pod-product-compliance
Lightning Source LLC
LaVergne TN
LVHW020638180726
843502LV00006B/2100